DISSERTATION
SUR
LES EAUX MINERALES
DE
NOUVELLE DÉCOUVERTE,
DE SAINT PAUL.

En mil sept cens huit, à Roüen.

ES Médecins du Collége de Roüen ayant appris que l'on avoit fait une nouvelle découverte de plusieurs Fontaines d'Eaux Minerales, dans le Manoir de Saint Paul, Fauxbourg de Martainville, crurent qu'il etoit de leur devoir de s'y transporter, pour les voir & les examiner. C'est dans cette vûë qu'ils furent audit lieu le 30. Avril dernier, accompagnez de leur Medecin-Conseiller du Roy, Doyen dudit College, & de deux Anciens Gardes & Maîtres.

A

Apotiquaires de cette Ville, qui contribuerent beaucoup aux experiences qui en furent faites.

Ces Fontaines sont au nombre de quatre, & sortent du bas
d'une grande Montagne nommée Sainte Catherine, d'où elles
tirent leur Source. Les trois premiéres sont dans un Bassin fort
propre & particulier, eloignées d'environ vingt pas l'une de
l'autre. La quatriéme est environ quarante pas au-dessous de ces
trois premieres Fontaines, dans son lieu naturel & sans artifi-
ce, parce que jusqu'icy on n'y avoit point fait d'attention ;
mais comme elle n'est pas à négliger, on travaille incessamment
à y construire un Bassin semblable aux trois premiers. Ce
Bassin qui leur est particulier empêche que les Eaux du Ciel ne
s'y puissent mêler, ni les troubler. Elles ont l'exposition du Soleil tout le jour, qui les purifie & en dissipe tous les nuages &
les vapeurs impures, grossieres & soûterraines, qui se rencon-
trent ordinairement dans toutes les Eaux Minerales. Elles sont
fort claires & limpides à les voir ; mais si on les considere de
prés, on y apperçoit de petites paillettes qui voltigent dans
leur milieu, & une espéce d'huile ou graisse limoneuse à leur
surface ; aux côtez & au fond du Canal par où elles s'écou-
lent, on remarque un tartre ou une terre roussâtre qui s'y atta-
che, & nous represente une roüillure telle qu'est celle qui sur-
vient au Mars, quand il est placé dans un lieu frais & humi-
de, ou exposé à l'air qui le ronge par son acide.

Nous avons ensuite goûté de ces Eaux, & commencé par la
plus ancienne de ces Fontaines, dite Saint Paul, à raison de son
Manoir ; elle nous a donné une saveur de roüillure de fer, &
nous a laissé sur la langue une âpreté styptique, pareille à celle
de l'Eau où les Maréchaux & les Forgerons ont éteint plusieurs
fois leur fer, après qu'il a été rougi au feu.

Nous avons continué nos expériences pour mieux reconnoître quel étoit le Mineral dont ces Eaux étoient impregnées ; s'il étoit seul : car on rencontre presque toûjours deux Mineraux combinez dans la même eau. A ce dessein nous avons pris & mis dans un verre de l'Eau de nôtre premiére Fontaine, dite Saint Paul, & jetté par-dessus de la Poudre de Noir de Galles ; en même tems cette Eau en se troublant a pris la couleur de Brun-violet. Peu après nous y avons versé quelques gouttes d'Huile de Tartre par défaillance ; elle s'est obscurcie, troublée & devenuë d'une couleur plus brune. Après quoy nous y avons versé quelques gouttes d'Esprit de Vitriol, il s'y est fait une legere effervescence, & elle a repris sa premiére limpidité. Ensuite nous y avons remis du Sel de Tartre ; de claire & limpide qu'elle étoit, elle a recouvré sa première teinture de Violet-pourpré, que la Noix de Galles lui avoit d'abord imprimée.

Comme nous n'avons pas ici l'intention de faire un volume, mais seulement de faire un raport fidelle & sincere de l'examen de ces Eaux, je dirai en passant pour satisfaire les curieux, que les alterations & les variations de couleur, de limpidité & d'obscurité qui se sont remarquées dans les Eaux, ne sont qu'un jeu des Acides & des Alkalis que l'on y a mêlez alternativement les uns après les autres : parce que les Acides & les Alkalis, comme il est connu à un chacun, ne peuvent se rencontrer ensemble dans le même sujet, sans se combatre & sans se détruire l'un l'autre ; si-bien que le plus fort précipite le plus foible, & en efface l'impression. Il en est de même de l'Encre de Sympatie de Lemery ; un efface l'autre & le détruit, l'autre le fait revivre. Sans plus de disgression revenons à nôtre sujet.

Nous avons de-là continué nos expériences sur la Fontaine voisine, que nous appellons l'Argentée, parce qu'elle rap-

porte la même odeur que celle que l'on reſſent dans la diſſo-
lution de l'Argent ; & ayant mis de ſon Eau dans un verre par
deſſus de la Poudre de Noix de Galles , elle a véritablement
pris une couleur violette , mais moins brune & moins chargée
de Mineral que celle dite Saint Paul. Il en eſt de même des
Acides & des Alkalis que nous y avons mêlez ; les variations
de couleur , de limpidité & d'opacité y ont pareillement été
moindres.

En continuant nos expériences ſur la troiſiéme Fontaine
avec les mêmes Acides & Alkalis, elle ne nous a donné qu'une
legere teinture de Feu Celeſte , ſans ſe troubler , ni diminuer
de ſa tranſparence. Nous l'avons pour cette raiſon nommée
la Celeſte.

Enfin , nous avons examiné la quatriéme Fontaine , ſituée
environ quarante pas au - deſſous, comme nous l'avons dit ,
& au milieu des trois premiéres , à laquelle on n'avoit point
fait juſqu'icy d'attention, pour n'avoir pas été connuë. Elle
eſt dans un lieu qui lui eſt naturel , point de Baſſin ; mais
elle a un Egoût par où ſon Eau s'écoule , & on travaille in-
ceſſamment à la revêtir d'un Baſſin pareil aux trois premiers ,
n'étant pas de moindre conſéquence : Nous y avons fait la
même épreuve qu'aux trois autres. Après l'avoir conſiderée,
nous avons mis de la Poudre de Noix de Galles dans une
verrée de ſon Eau , & enſuite les mêmes Acides & Alkalis,
dont nous nous ſommes ſervis pour reconnoître les précédentes ;
outre , *Primò* , qu'elle a un goût ſtyptique , la couleur plus
brune & plus opaque , elle eſt d'ailleurs plus chargée de Mineral que les trois autres ; & elle nous a repreſenté les mêmes variations de couleur , de limpidité & d'obſcurité plus
promtement que celle que nous appellons Saint Paul : Elle
eſt auſſi plus graſſe a & plus de limon en ſa ſuperficie : Il y a

même

même beaucoup plus de terre roussâtre à ses côtez & à son fond. Nous l'appellons la Dorée, parce que l'on apperçoit des petits Atomes de couleur d'Or qui voltigent dans son milieu.

Cela fait nous avons fait évaporer les Eaux, chacune en leur particulier, jusqu'à siccité; il ne nous est resté au fond de nôtre vaisseau qu'une Terre brune & roussâtre pareille à leur résidence, & d'un goût simplement styptique, & sans Sel apparent: Il s'est plus trouvé de ce Sel dans celle nommée la Dorée & celle nommée Saint Paul. Il n'y a pas donc à douter par ces épreuves, qu'il n'y ait plus de Mineral dans ces deux derniéres, que dans les deux autres premieres.

Pour ne rien oublier de l'examen que nous avons dû faire de ces Eaux, nous avons pris de leur résidence, de la terre de leur Mine & de leur limon, duquel on a exprimé l'Eau pour le faire secher, & afin qu'il n'y eût aucun mêlange. Ce limon & la terre ne se sont sechez qu'avec bien de la peine, à raison de leur substance grasse & oleagineuse; ce qui est par parentese ordinaire à toutes les terres des Mines. Nous avons goûté ce limon & de cette terre sechez; ils nous ont paru sur la langue d'un goût salin acide. Voulans pousser plus loin nos expériences, nous avons dissous le limon & la terre sechez dans l'Eau commune; nous les avons quelque tems après filtrez, & évaporez ensuite jusqu'à siccité: il ne nous est resté aucun Sel; mais une simple crasse sans Sel apparent, d'un goût néanmoins âpre & styptique.

Après tant d'épreuves. *Primò*: La teinture de Violet-pourpré que representent ces Eaux par la Noix de Galles. *Secundò*: Le goût qu'elles laissent sur la langue de roüillure de Fer, & leur saveur acerbe & styptique. *Tertiò*: Les variations de couleur que leur imprime le mêlange des Acides & des Alkalis. *Quartò* : Leur résidence & leur limon de couleur de feüille morte, & enfin leur terre graisseuse de la Mine, ne sont-ce pas des preuves incontestables, que les Eaux sont véritablement Minerales? Il n'est pas aussi trés-difficile de discerner & d'être convaincu, que le Mars ou le Fer est le Mineral sensible & prédominant, dont ces Eaux sont impregnées. Quelqu'un peut-être m'objectera pourquoy après tant d'opérations réïtérées vous n'en tirez aucun Sel, ni aucun autre principe? Je répond que les principes Mineraux qui existent dans ces Eaux & entrent dans leur composition, n'y résident qu'en esprit & en embryon : & qu'ils sont si subtils & si volatils, qu'ils échappent & éludent l'operation du Chymiste le plus expérimenté.

En effet, si nous gardons de ces Eaux deux ou trois jours dans des Bouteilles, quoy que bien bouchées, nous n'en tirons après aucune teinture, ni par la Noix de Galle, ni par tous les Acides & Alkalis dont nous nous sommes servis : Ce qui ne nous prouve pas seulement que les Mineraux qui résident dans nos Eaux, n'y résident qu'en esprit ou en embryon, mais nous fait voir comme en plein jour l'abus qu'il y a de les transporter, ainsi qu'il se pratique à Forge & ailleurs tous les jours, & de ne pas venir les boire sur les lieux : Abus pernicieux, & que l'on ne sçauroit trop condamner. Et je suis ravi de trouver ici l'occasion d'en avertir le Public, afin qu'un chacun puisse dorénavant en profiter.

Or ces principes Mineraux fugitifs qui dominent dans nos Eaux & leur donnent leur vertu, sont leur Esprit, leur Soufre & leur Sel de Mars embryonnez & dans leur premier être, comme nous l'avons cy-devant expliqué. C'est le Mars ou le Fer qui leur donne premiérement la teinture de Brun-violet par son Esprit embryonné. Exemple. Prenez du Fer, mettez-le rougir au feu ; vous y verrez, quand il fera refroidi, la teinture de Brun-violet, fi c'eſt ſur tout du Fer qui n'ait pas encore été employé, & de qui l'Eſprit ne ſoit pas encore exhalé. Remarquez encore que quand les Maréchaux & les Forgerons ont éteint pluſieurs fois leur Fer rougi au feu dans de l'Eau, cette Eau prend la teinture de Brun-violet. Bien plus, goûtez-la ; elle laiſſe ſur la langue une ſaveur ſemblable à celle de nos Eaux. Il n'y a donc plus à douter que nos Eaux ne ſoient ferrugineuſes ; & que cette premiére teinture, auſſi-bien que leur ſaveur acerbe & ſtyptique ne leur ſoit communiquée par leur premier principe qui eſt l'Eſprit.

Le Second principe qui s'y rencontre, c'eſt le Soufre : Il n'y a rien de plus viſible ; & c'eſt d'où vient cette teinture rouſſâtre & oleagineuſe que l'on voit, tant en leur ſuperficie que dans les bords & dans le fond de leur Canal. En éfet, perſonne n'ignore que le Soufre ne donne cette couleur de Feüille-morte à tous les diſſoluans.

Le troiſiéme principe actif eſt leur Sel de Mars embryonné &, dans ſon premier être. C'eſt lui qui leur donne la ſaveur âpre & acerbe, qu'elles laiſſent ſur la langue après les avoir goûtées. C'eſt lui qui les rend penétrantes, & leur concilie la vertu deſobſtructive.

Il y a deux autres principes, mais paſſifs ; Sçavoir, l'Eau & leur terre. La derniére eſt un détachement de la Mine, dont les Eaux ſe charguent en paſſant au travers : l'Eau remplie de ſes principes les charie, & leur ſert de vehicule & de ſujet d'inheſion, pour nous en communiquer la vertu.

Comme on ne doit plus douter que ces Eaux ne ſoient véritablement ferrugineuſes, il ne nous reſte plus qu'à examiner s'il n'y auroit pas quelqu'autre Mineral aſſocié avec le Fer ; car il ſe rencontre preſque toûjours pluſieurs Mineraux combinez ensemble dans le même sujet, à raison qu'ils ne diffé-rent que du plus & du moins d'élaboration, & de la disposi-tion différente de leur matrice. Or les Mineraux qui pouroient s'y rencontrer, ne peuvent être que l'Alun, le Vitriol, le Soufre & le Bitume. Les deux derniers échauffent & font boüillonner les Eaux dans lesquelles ils sont mêlez ; & n'ont par conséquent point de part dans les nôtres. L'Alun & le Vif-Argent laissent une residence blanche pareille au Sel de l'un & de l'autre. Il n'y a donc que le Vitriol qui peut en-trer dans la composition de ces Eaux avec le Mars. Leur tein-ture brune semblable à celle du Vitriol, leur saveur acerbe & styptique, telle que celle du Vitriol de Mars, celle de leur terre & de leur limon sechez, qui est de la même nature, nous persuadent qu'il y a du Vitriol de Mars singuliérement dans la Fon-taine nommée S. Paul, & davantage dans la Dorée par toutes les raisons que nous avons dites ; il n'y est qu'en embryon & en es-prit, à la maniére des principes ferrugineux dont nous avons parlé. Si d'ailleurs vous versez du Lait sur ces Eaux, il se caille ; ce qui démontre leur acide, qui ne peut être que vitriolique, suivant qu'il est ci-devant expliqué.

Il se presentera quelqu'un qui me dira que le Fer & le Vitriol sont incompatibles, & ne peuvent simboliser l'un avec l'autre ; & que là où il y a du Fer, il n'y a point de Vitriol, tel est Monsieur Legyvre : Il est facile de détruire cette opi-nion, & de prouver le contraire. Tous les Auteurs premiére-ment qui ont écrit des Eaux de Forges, & tous les Artistes qui les ont éprouvées, n'ont-ils pas assuré qu'elles étoient Ferrugi-neuses & Vitriolées ? De plus, prenez pour les en convain-cre de la roüillure de Fer, qui n'est qu'un Fer dissous natu-rellement, faite-la boüillir dans l'Eau ; évaporez ensuite jus-ques à pellicule ; placez-la dans un lieu frais & propre pour

cristaliser.

criſtaliſer, vous aurez un véritable Vitriol de Mars.

Après toutes ces experiences & ces conſidérations, ſi nous refléchiſſons ſur la qualité de nos Eaux Minerales, je peux au moins ſans héſiter les mettre en paralelle de celles de Forges. J'ai eu l'honneur pendant vingt années d'en être le Médecin ordinaire, & y voir & conduire les perſonnes les plus qualifiées, d'y rencontrer pluſieurs Medecins célébres de Paris & de tout le Royaume : Nous les avons éprouvées de concert, & fait éprouver cent & cent fois ; & nous nous ſommes ſervis des mêmes moyens que ceux que nous avons mis aujourd'hui en uſage pour reconnoître les nôtres. Monſieur de Louvois y envoya même en 1676. deux Apoticquaires Chimiſtes de l'Academie Royale, pour en faire les épreuves; rien ne s'eſt extrait de ces mêmes Eaux, que ce que nous avons tiré des nôtres.

Je peux avancer à l'avantage de nos Eaux, que comme celles de Forges tirent leur Source de bien loin, & qu'elles ſortent de pluſieurs endroits & de Marais fort éloignez du lieu où on les puiſe, que par cette raiſon une portion de leurs principes Mineraux doit s'être exhalée par leur trop grande ſubtilité; nos Eaux de Saint Paul au contraire, qui ſortent immédiatement du bas de la Montagne de Ste Catherine dans leur propre Baſſin, ſans qu'aucun de leurs principes puiſſe en avoir été diſſipé, ſont préférables à celles de Forges : Elles ont d'ailleurs l'expoſition du Soleil tout le jour pour les purifier. Je ne peux pas encore une fois m'empêcher de réprimer la mauvaiſe conduite & l'erreur de ceux qui envoyent chercher de loin des Eaux de Forges, puiſque leurs principes Mineraux ſont volatils comme ceux des nôtres. Et rien n'eſt plus vrai qu'ayant envoyé une infinité de fois du Bourg de Forges à la Fontaine pour en faire prendre aux pauvres malades, qui ne pouvoient s'y transporter, j'y ai fait les épreuves pareilles à celles que nous avons pratiquées ; à peine ces Eaux tranſportées nous donnoient-elles une teinture des Mineraux dont elles étoient chargées : ce qui prouve que ces Eaux, pour en recevoir le fruit, doivent être bûës sur les lieux.

On peut encore avancer à l'avantage de celles de Saint Paul, que comme à Forges qui est un lieu marécageux & plein de broüillards, les malades n'y respirent qu'un air grossier, qu'ils y trouvent peu de logemens commodes, rarement des Médecins, des Chirurgiens & Apotiquaires, par conséquent point de Remedes necessaires dans les accidens pressans qui peuvent arriver aux malades : A Roüen tout s'y trouve, Médecins, Chirurgiens & Apotiquaires, logemens à choisir, promenades, conversations convenables à la condition & à la profession d'un chacun.

Ce n'est pas icy neanmoins mon dessein de détruire les Eaux de Forges, je les trouve à peu près semblables aux nôtres : la Reinette à celle que nous appellons la Celeste ; la Royale à celle que nous appellons l'Argentée & la Saint Paul, quoi que la Saint Paul ait plus de Mineral ; l'Argentée en a véritablement un peu moins que la Royale ; elle ne laisse pas néanmoins d'avoir ses usages particuliers, qui la font en ces occasions exceller, & la rendent preferable à la Royale, comme il sera marqué cy-après ; & enfin la Cardinale à celle que nous appellons la Dorée. Mais à parler sincerement, la pureté des nôtres, l'exposition du Soleil qu'elles ont tout le jour, la sortie immédiate de leur source, sans qu'aucuns de ses principes se puissent exhaler, les rend sans comparaison préferables à celles de Forges. Bien plus, les Malades peuvent y aller en carosse, à pied & en bâteau couvert, sans se fatiguer, & sans y essuyer des boües & des crottes, tel tems qu'il fasse.

La vertu particuliére de ces Eaux doit être connuë par les raisons que nous venons d'avancer. Car ; *Primò*, s'il ne s'agit que de rafraîchir uniquement les visceres, d'en éteindre le feu étranger qui les pénétre, d'en ôter les ferments, & en lever quelques obstructions legeres; de resister en consequence à l'estumation des matiéres bilieuses qui peuvent entretenir leur intempérie; aux insomnies & aux inquiétudes qui en sont ordinairement compagnes; la Celeste & l'Argentée y sont merveilleuses.

S'il est question au contraire de fondre & de dissoudre le tartre épaissi & recuit des matiéres atrabilaires & mélancoliques, cantonnées & fixées dans les visceres; de resister à leurs estumations vitieuses; d'en mortifier les acides corosifs; d'en clarifier & dissiper les vapeurs noires & lugubres, qui se portans à la tête, y font des impressions fâcheuses, aux uns, suivant la nature de l'humeur, des ressentimens de terreur & de crainte, aux autres des délires furieux & maniaques, la Saint Paul & la Dorée y sont specifiques.

Ces Eaux ne sont pas moins bonnes pour les Fiévres lentes & étiques, pour les Fiévres chroniques; quoi que la poitrine se rencontrât délicate: parce qu'elles n'étans chargées que de très-peu de Vitriol, leur Soufre balsamique les rend fortifiantes & pectorales. Elles sont encore admirables pour les maladies des Reins, de la Vessie & de la Matrice; le Gravier; la Pierre; la Dysurie ou l'ardeur d'Urine; la Strangurie; & le Flux immodéré des Mois, leur suppression; les Fleurs blanches; les Pâles-couleurs, & la Cachecie en consequence: Enfin pour les Gonorrées, & écoulemens de l'un & de l'autre Sexe, de quelque cause qu'elles proviennent.

Il y auroit beaucoup plus à dire & à s'étendre sur les principes & les qualités de ces Eaux: Mais comme la Saison presse, nous donnons cette petite Dissertation au Public, pour ne le point frustrer de l'utilité qu'il en peut recevoir. Nous finissons, en assurant que pour les maladies ci-dessus énoncées, ces Eaux sont préferables à toutes celles du Royaume. NEEL.

NOUS Docteur en Medecine de l'Université de Montpellier, Aggregé au College des Medecins de Roüen, & Doyen dudit College, Conseiller - Medecin ordinaire du Roy ; Certifions que la Dissertation ci-dessus, faite par Me BALTAZARD NE'EL *Docteur en Medecine, Aggregé audit College, a été lûë dans ledit College, qui l'a entenduë avec plaisir ; & a arrêté qu'elle seroit imprimée pour l'utilité publique : en foy de quoi nous avons donné le present témoignage. A Roüen, ce neuviéme jour de Juin mil sept cens huit.*

Signé, DE HOUPPEVILLE.

VEU l'Approbation des Sieurs Medecins de cette Ville, n'empêche l'Impression. FAIT ce onziéme jour de Juin 1708. Signé, BRUNEL.

Soit fait suivant les Conclusions du Procureur du Roy, ce onziéme Juin 1708. Signé, LE PESANT.

A ROÜEN, De l'Imprimerie de MAURRY Imprimeur ordinaire du Roy, au coin de la Fontaine S. Lo. 1708.

www.ingramcontent.com/pod-product-compliance
Lightning Source LLC
La Vergne TN
LVHW021818060726
842528LV00004B/1404